LA DIETA TESTATA 2

PERDI DA 1KG A 3KG IN UNA SETTIMANA

Eccoci qui per una nuova settimana di menù.
Avete provato la prima settimana e se avete preso anche questo
minilibro vuol dire che avete ottenuto qualche risultato e che forse,
avete mangiato piuttosto bene rispetto alle solite diete.
Ci tengo a precisare che si può perdere più lentamente e concedersi
qualcosa di più ma quello che vogliono le donne di solito è
dimagrire in fretta, infatti si ricorre alla dieta in prossimità
dell'estate per ovvie ragioni. In realtà sarebbe meglio mantenere il
peso durante l'inverno e dare una piccola spinta con l'arrivo della
bella stagione ma per fare questo bisogna fare le combinazioni
giuste dei piatti e ci vuole esperienza.
Se avete segnato il peso ogni mattina sapete quale menù vi ha
fatto perdere di più e magari si può isolare l'alimento che per voi
funziona meglio.
Questo è utile nel caso vogliate una serie di menù su misura per
voi,in base ai gusti e all'efficacia provata su di voi.

Ho un'amica che non riusciva più a perdere peso pur mangiando carne, pesce, insalata,verdure e niente carboidrati,ne era terrorizzata. Mai un dolce e nemmeno pizza e pasta! Per carità! Ora,la verità è che questa mia amica non ha bisogno di dimagrire ,è fin troppo magra. Il problema era che essendo stretta di fianchi, anche 1kg andava sulla pancia ed essendo appunto molto magra la linea ne risentiva. Dopo averle dato dei menù tipo, quindi proteine e verdure e segnato tutti i risultati,sono giunta alla conclusione che doveva dare una sferzata all'organismo,doveva spezzare la monotonia. Ragazze,non c'è niente di peggio che mangiare sempre le stesse cose, il corpo si abitua e staziona sul peso.
Ma torniamo alla mia amica, ho insistito perchè inserisse la pasta, non era molto d'accordo ma non le costava niente provare un giorno, no?
La sorpresa è stata la perdita di peso e la sensazione di sgonfiamento,perchè? Perchè la mia amica ha un problema con le verdure cotte che si ostinava a mangiare la sera, quindi le abbiamo inserite insieme alla pasta, nel suo caso si trova bene con quella integrale e la sera mantiene le proteine. Il cambiamento è stato netto e la mia amica felice di aver scoperto che può mangiare pasta e dolci(preparati da lei nel modo giusto) e rimanere snella.

Se vuoi provare dei menù personalizzati scrivimi una email.
Non sono una professionista ma una donna che si è impegnata per capire dove si sbaglia quando si seguono le diete e capisco molto bene lo stato d'animo delle donne che fanno una fatica bestia a perdere 2kg che poi riprendono sistematicamente.
Credimi,ne so più dei classici nutrizionisti(magri per natura) che si basano su tabelle standard e vecchi sistemi ormai superati,basta andare in internet e troverete dei filoni di nuova concezione di calorie, di nutrienti, abbinamenti,sport,glicemia, ecc., io li ho provati tutti.
sabina.di@libero.it

Sono molto schietta come potete vedere,chiedete pure ciò che volete.
I FATTI PARLANO CHIARO,SI PUO' PERDERE PESO SENZA SPENDERE CIFRE ASSURDE DA PROFESSIONISTI CHE NON TI CONOSCONO,PARLANO DI PERSONALIZZAZIONE MA NON E' COSI',HO VISTO MOLTISSIME DIETE TUTTE UGUALI,CON GLI STESSI PESI DEGLI ALIMENTI,CAMBIA SOLO SE SEI UOMO O DONNA,ASSURDO,LIBERATEVI DAL PESARE E DALL'ANSIA DELLE CALORIE,VE LO RIPETO,PROVATE E VEDETE COI VOSTRI OCCHI.
sabina.di@libero.it

LE REGOLE SONO LE STESSE
1 NIENTE ZUCCHERO
2 NIENTE AGGIUNTA DI SALE
3 SPUNTINI EXTRA SE PROPRIO NON CE LA FATE SOLO
BURRO,PANNA FRESCA,CIOCCOLATO NON MENO DEL 90% DI
CACAO
4 SPUNTINI TE' VERDE E UN LIMONE
5 SE AVETE ALLERGIE A QUALCHE ALIMENTO SCRIVETEMI VI
DARO' UNA SOSTITUZIONE
6 LE QUANTITA' SONO A PIACERE; RISPETTATE LE
PROPORZIONI;OVVIAMENTE IN UNA INSALATA MISTA CON
TONNO;NON USERETE 200gr DI TONNO CHE E' MOLTO SALATO E
SOLO UN PIATTINO DI INSALATA,CHIARO? POI VI LAMENTATE CHE
NON FUNZIONA LA DIETA...

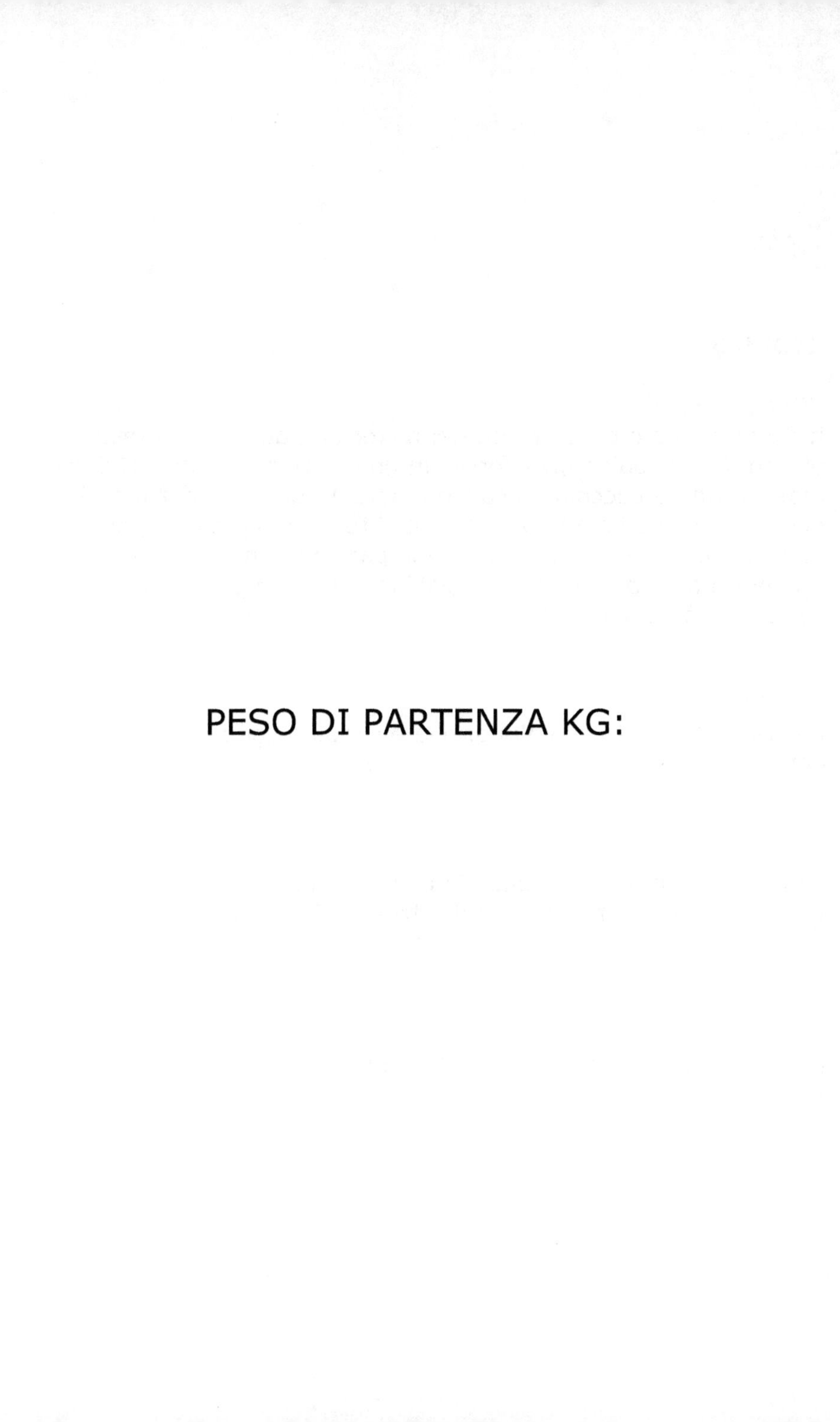
PESO DI PARTENZA KG:

GIORNO 1

COLAZIONE:
tartufini cacao e cocco(metti nel mixer un pacchetto di fette
biscottate iposodiche,trasferisci in una terrina,aggiungi 125gr di
mascarpone,3 cucchiai di cacao amaro,1 cucchiaio di fruttosio,un
goccio di panna liquida, amalgama il tutto fino a che si possano
formare delle palline, aiutati con la panna ma non ne serve tanta,è
un lavoro di impasto,passa le palline nel cocco grattuggiato)
caffè o orzo senza zucchero

PRANZO:
trancio di tonno fresco alla griglia e songino condito con olio
caffè s.z.

CENA:
cime di rapa passate in padella con olio,aglio e peperoncino,una
fetta di pane azzimo senza sale(trovate Nattùra nei supermercati)

ps.se perdete più di 500gr potete ripetere il menù un altro giorno,
vale per tutti i menù

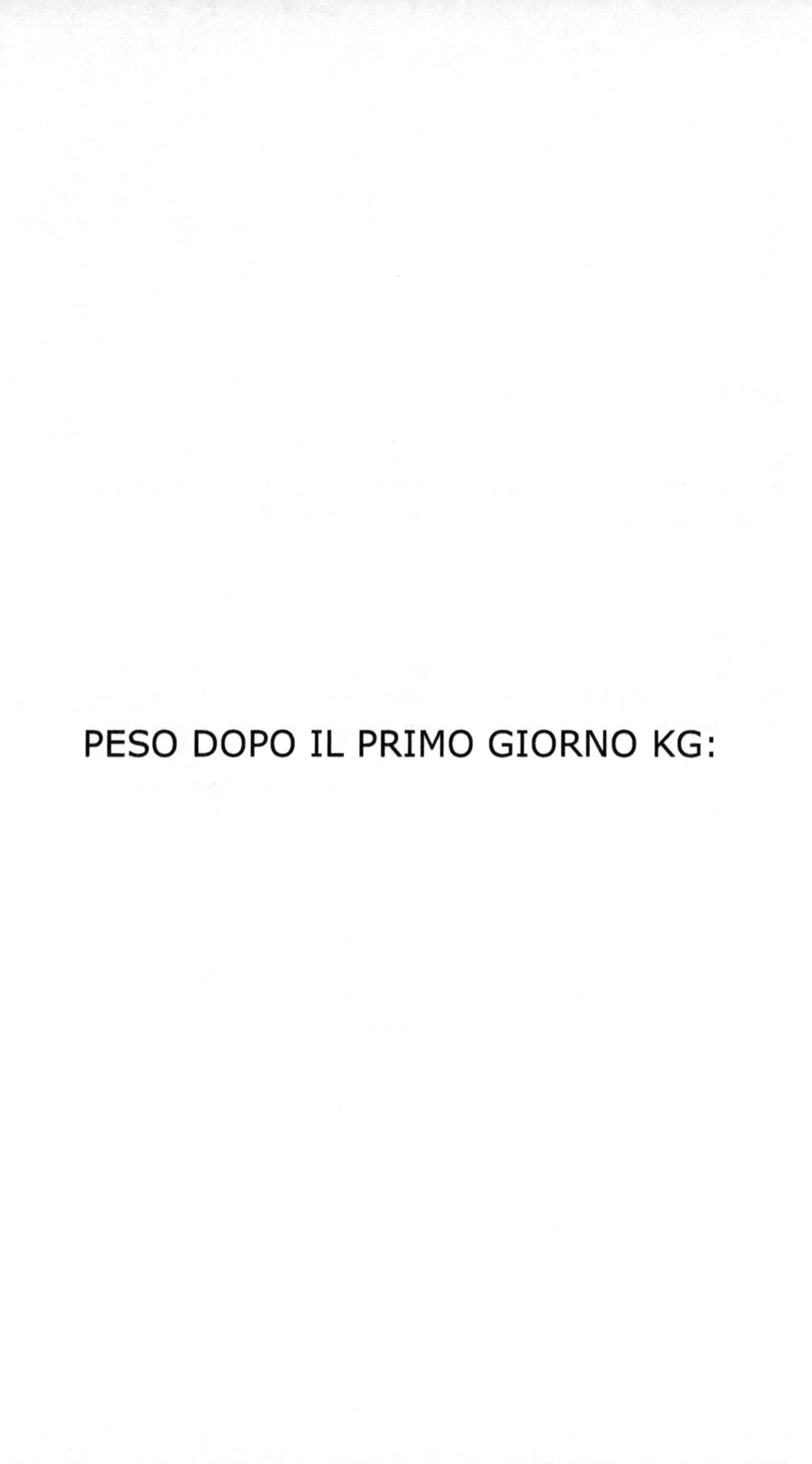

PESO DOPO IL PRIMO GIORNO KG:

GIORNO 2

COLAZIONE:
yogurt intero bianco senza aggiunta di zuccheri,la quantità che
desiderate con frutti di bosco,anche surgelati
caffè o orzo s.z.

PRANZO:
spaghetti al burro e limone,(prendete la polpa di 1 limone e
mettete nel mixer con 100gr di burro fuso,non fritto eh! Aggiungete
del prezzemolo se vi piace e del pepe nero, verrà una salsa
deliziosa)potete mangiare tranquillamente anche 150gr di pasta o
più, aumentate le dosi del condimento per mantenere la
proporzione
caffè s.z.

CENA:
padellata di verdure, mettete in una ampia padella con olio
sufficente perchè non si attacchino le verdure,
zucchine,melanzane,peperone verde,cipolla se vi piace,pomodoro
fresco a pezzi o pomodorini a dadini della stessa misura,cuocere
mescolando ogni tanto,non devono essere sfatte

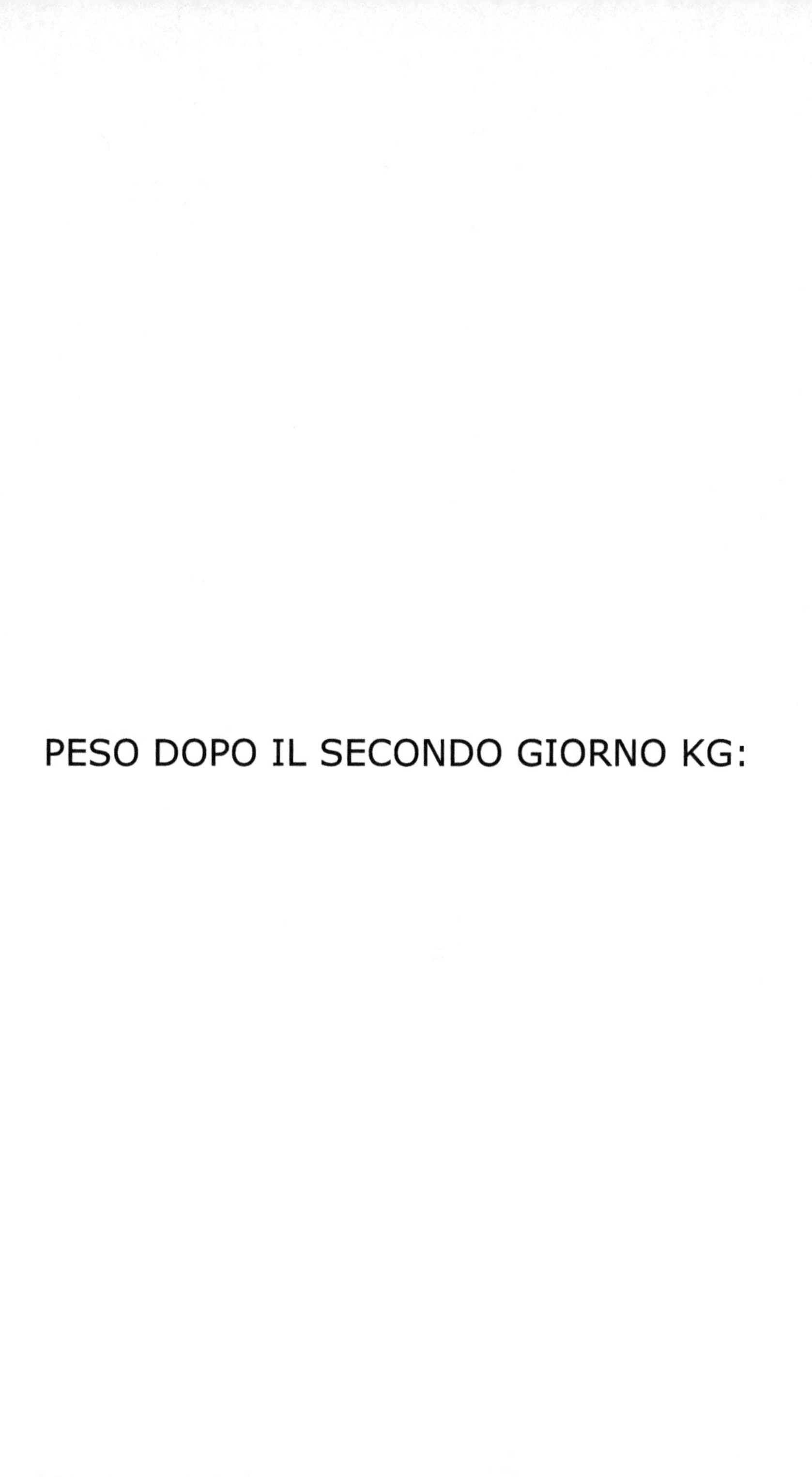

PESO DOPO IL SECONDO GIORNO KG:

GIORNO 3

COLAZIONE:
prugne rosse
caffè o orzo s.z.

PRANZO:
pancetta fresca alla piastra con rucola e pomodori,conditi con olio e
origano
caffè s.z.

CENA:
bocconcini di pollo alla curcuma,(tagliare il petto di pollo a dadi,far
cuocere in padella con un po' di olio a fuoco medio basso, prima di
spegnere aggiungere mezzo bicchiere di panna fresca e 1 cucchiaio
di curcuma più mezzo di pepe nero, dosi per un petto intero)

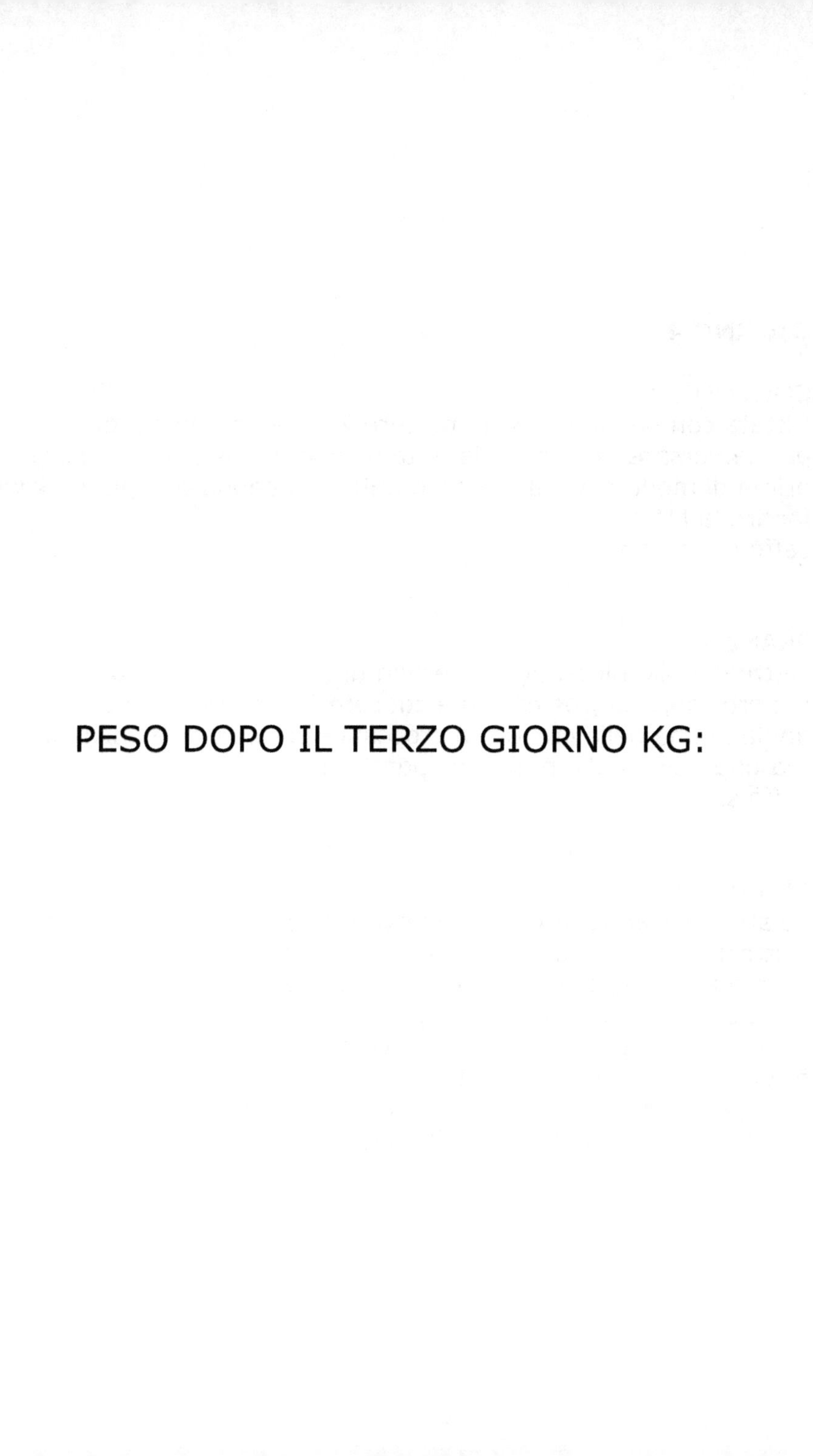

PESO DOPO IL TERZO GIORNO KG:

GIORNO 4

COLAZIONE:
frittata con panna e kiwi (sbattere 2 uova con un po' di
panna,versare nella padella unta e cuocere,meglio se il giorno
prima di modo che sia fredda,montare la panna e tagliare i kiwi,
farcire la frittata
caffè o orzo s.z.

PRANZO:
alette di pollo piccanti(mettere in una padella con paprika,
peperocino,pepe,rosmarino e cuocere facendole dorare perchè
abbiano una bella crosticina croccante,potete usare anche il forno
ma ungetele di olio prima di spezziare)
caffè s.z.

CENA:
gelato al cacao,(sbattete due uova freschissime con 2 cucchiai di
fruttosio,1/2 l. di panna liquida e 4 cucchiai di cacao
amaro,assaggiate, deve essere appena dolce,mettete nella
gelatiera e fatelo rapprendere;se non avete la gelatiera,montate
lievemente la panna e unitela al composto al caco,poi mettete in
freezer e muovetela ogni tanto con un cucchiaio di legno,potete
mangiare il gelato assieme a della panna montata senza
zucchero,sì,potete senza problemi)

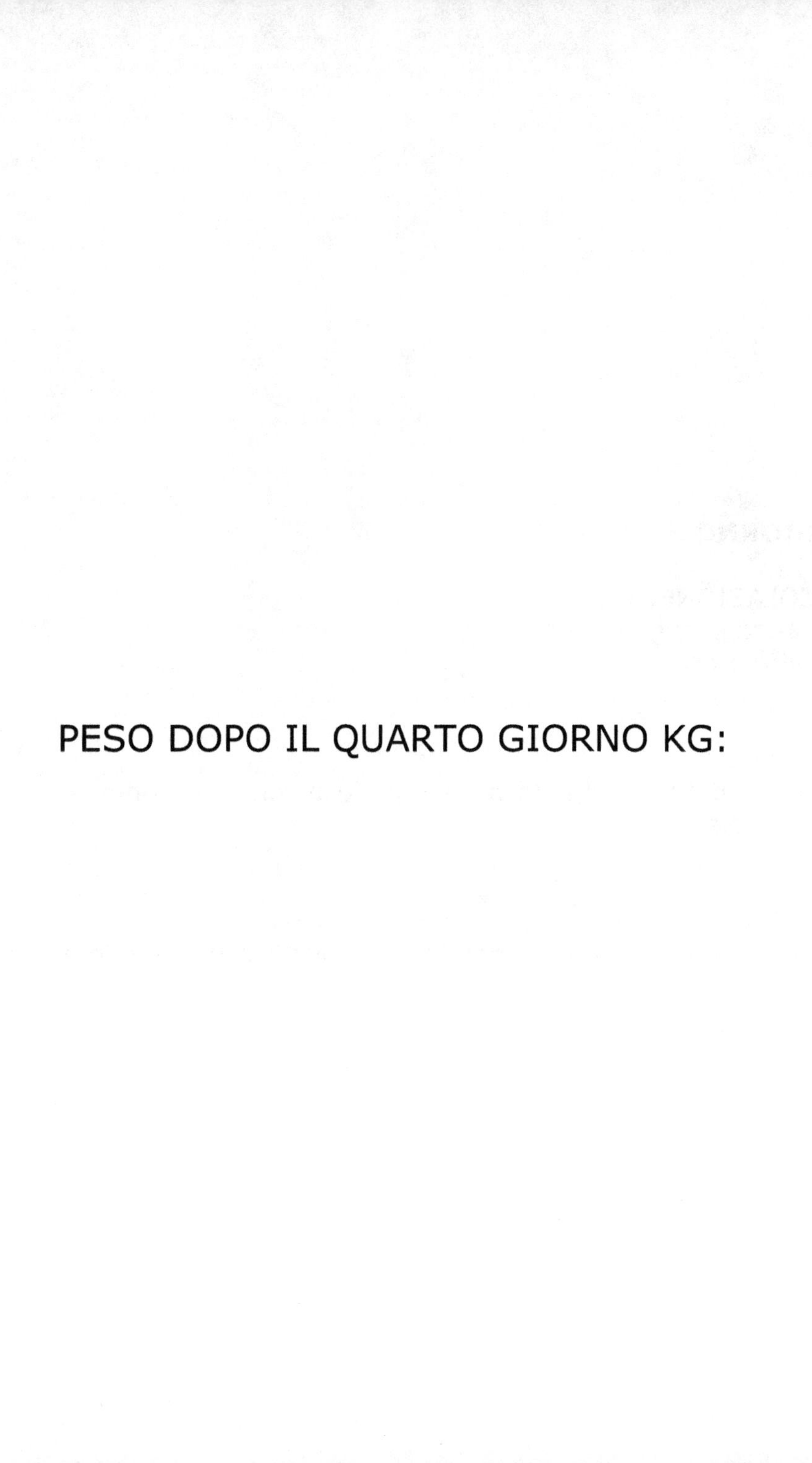

PESO DOPO IL QUARTO GIORNO KG:

GIORNO 5

COLAZIONE:
panna e fragole
caffè o orzo s.z.

PRANZO:
coscia di tacchino al forno o in padella con rosmarino
caffè s.z.

CENA:
braciole di maiale e cetrioli freschi conditi con solo olio e limone

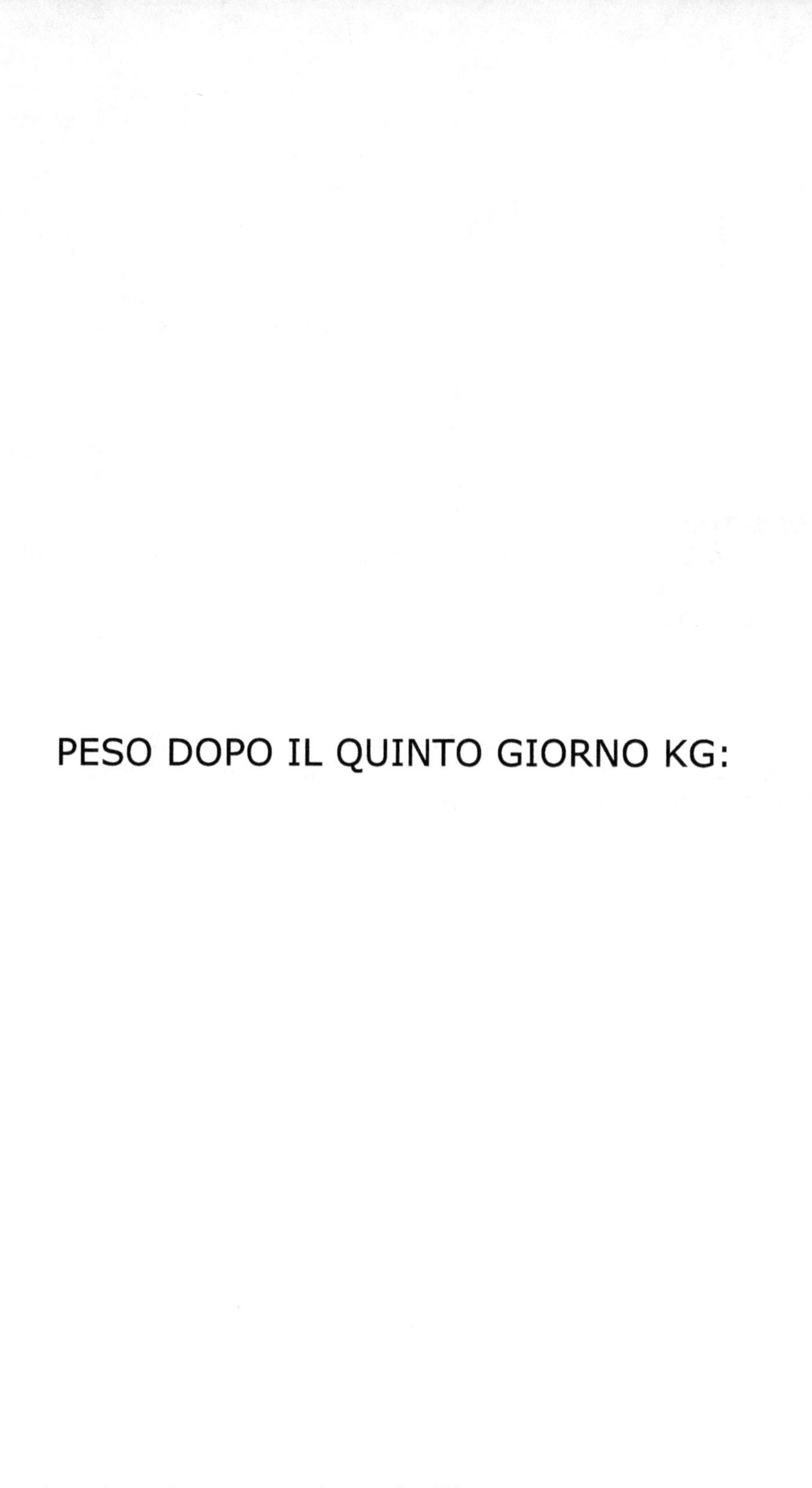

PESO DOPO IL QUINTO GIORNO KG:

GIORNO 6

COLAZIONE:
fette biscottate iposodiche con burro e marmellata tipo Arrigoni con
zucchero d'uva
caffè o orzo s.z.

PRANZO:
insalata mista,songino,iceberg,pomodori,cipolla e cetrioli,noci e
gamberetti, freschi o surgelati scottati alla piastra o sbollentati,una
fetta di pane azzimo senza sale,morbido o croccante, è indifferente
caffè s.z.

CENA:
topinambur fritto(tagliato a rondelle chips, friggere in una
pentolina alta di modo da avere olio profondo,meglio se di arachide,
mettere le chips nell'olio insieme a dei rametti di rosmarino, usare
una schiumarola per tirare fuori le chips dall'olio)

PESO DOPO IL SESTO GIORNO KG:

GIORNO 7

COLAZIONE:
frappè di fragola e banana,(usare metà panna fresca e metà
acqua,se volete 400ml di frappè userete 200ml di panna e 200ml di
acqua,mettete l'acqua e una manciata di fragole e mezza banana
nel frullatore, aggiungete anche qualche goccia di limone,frullate e
poi aggiungete la panna,se non vi sembra abbastanza dolce
aggiungete la banana o un cucchiaino di fruttosio,cannella se vi
piace
caffè s.z.

PRANZO:
tagliatelle all'uovo ai funghi,(una confezione di funghi champignon o
altro fungo,cambieranno i tempi di cottura,tagliateli a pezzetti,
metteteli in padella con olio e aglio se piace, cuocerli bene
aggiungendo un po' di acqua se serve ,quando sono cotti
aggiungere 200gr di panna fresca e 100gr di mascarpone, fare
andare qualche minuto, aggiungere pepe o noce moscata, una
spolverata di prezzemolo,dose per 250gr di tagliatelle,è concessa
una spolverata di parmigiano
caffè s.z.

CENA:
sogliola impanata con uovo e farina di mais e fritta

PESO DOPO IL SETTIMO GIORNO KG:
TOTALE PERSI KG:

VI RINGRAZIO PER AVER PROVATO I MIEI MENù,SPERO NE SIATE
RIMASTE SODDISFATTE, MI SPIACE NON POTER AGGIUNGERE
MOLTE RICETTE DI DOLCI MA ESSENDO UNA SETTIMANA
DIMAGRANTE E NON CONOSCENDO LE VOSTRE RISPOSTE AGLI
ALIMENTI DEVO MANTENERMI CAUTA, NEL PROSSIMO MINILIBRO
SCRIVERO' UNA SETTIMANA COMPLETATAMENTE VEGETARIANA,
CHE PUO' ANDARE BENE ANCHE PER GLI ONNIVORI COME UNA
SORTA DI DETOX DALLE PROTEINE,ALLA PROSSIMA.

PER MAGGIORI INFORMAZIONI SCRIVETEMI
sabina.di@libero.it

PROSSIMAMENTE MENU' VEGETARIANO
MENU' CON PIU' PESCE
MENU' MANTENIMENTO

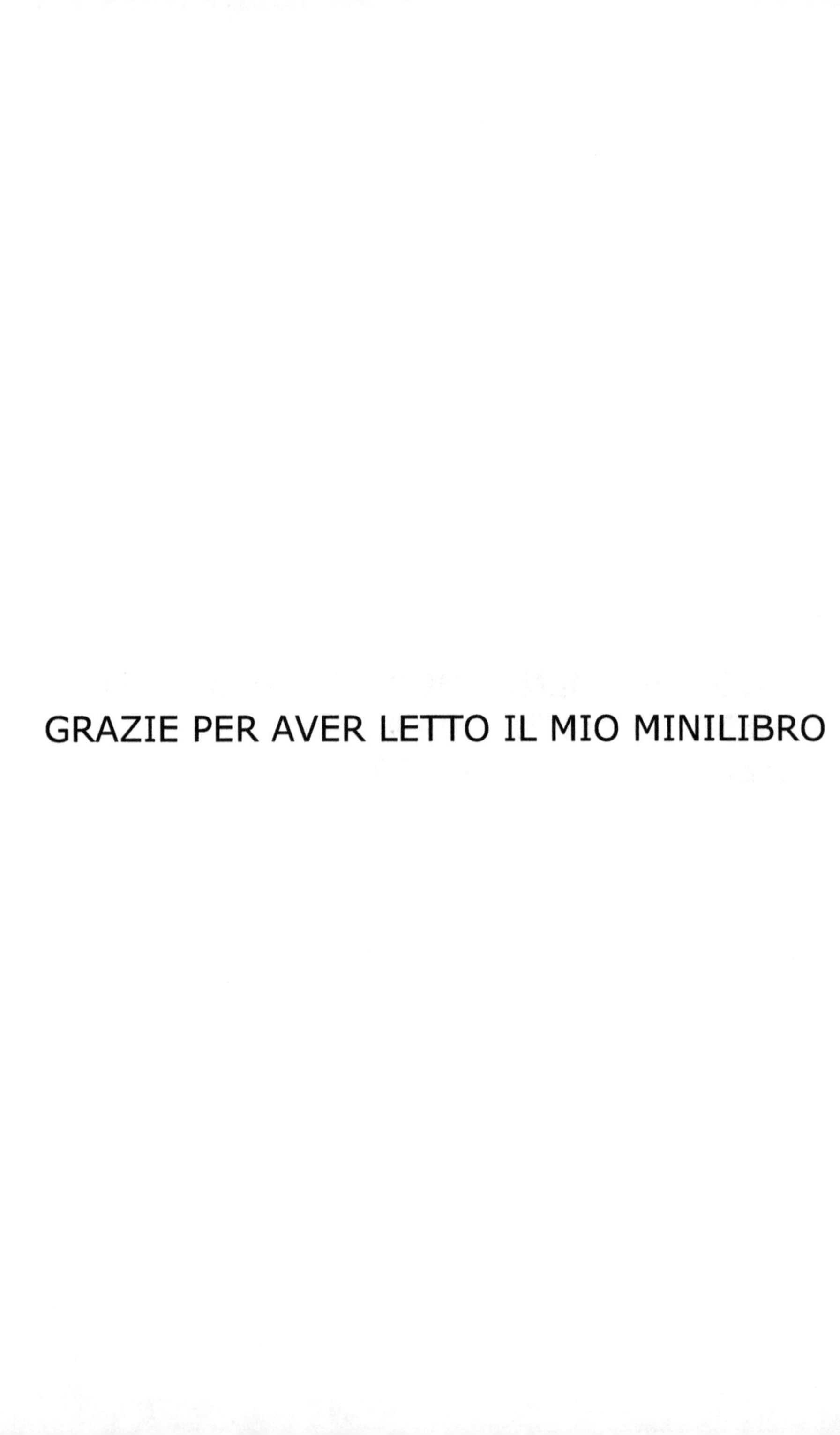
GRAZIE PER AVER LETTO IL MIO MINILIBRO